INDICATEUR

MÉDICAL ET DESCRIPTIF

DES

EAUX DE LA MOTTE-LES-BAINS

(ISÈRE).

GRENOBLE
IMP. F. ALLIER PÈRE ET FILS,
Grand'Rue, 8.

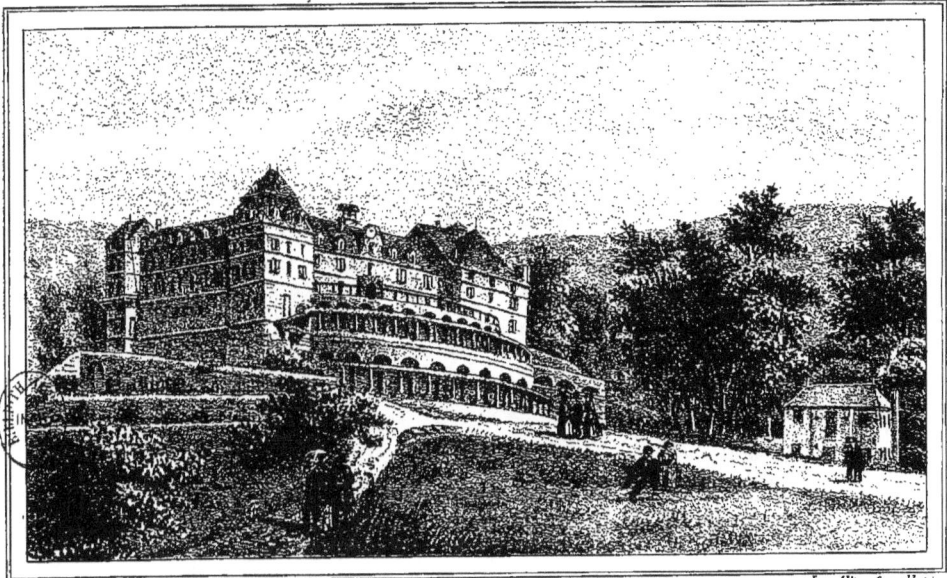

ÉTABLISSEMENT THERMAL DE LA MOTTE LES BAINS

INDICATEUR

MÉDICAL ET DESCRIPTIF

DES EAUX

DE

LA MOTTE - LES - BAINS

(ISÈRE)

Par H. BUISSARD,

Médecin-inspecteur, Président de l'association de prévoyance, etc., des médecins de l'Isère, membre de la Société de statistique de l'Isère, membre correspondant de la Société d'hydrologie médicale de Paris, etc.

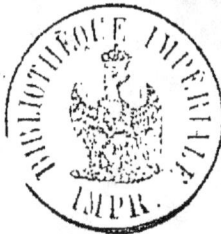

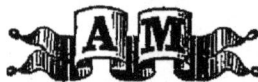

AM

GRENOBLE

Alph. MERLE & Cie, Libraires-Éditeurs,

RUE LAFAYETTE, 14.

1861.

AVANT-PROPOS.

Les eaux *thermales et salines fortes* de la
Motte-les-Bains ne le cèdent en rien aux eaux
de ce genre les plus renommées de l'Allemagne,
et cependant elles sont peu connues dans la
France, qui continue d'être tributaire bénévole
des pays d'outre-Rhin. Les difficultés d'accès
(car la route départementale qui conduit de
Grenoble à la Motte est de date toute récente)
et l'état misérable dans lequel se trouvait l'Établissement avaient fait tomber dans l'oubli ces
sources qui, par la richesse de leur minéralisation, par leur haute température et par leur
position dans une vallée aussi pittoresque que
salubre, sont certainement un des agents de la
médication hydro-minérale les plus puissants et
les plus fréquemment applicables.

Mais aujourd'hui que les *chemins de fer du Dauphiné* ont relié Grenoble à toutes les parties de l'Empire et même de l'étranger ; aujourd'hui qu'une route départementale permet de franchir facilement les trente kilomètres qui séparent cette ville de la Motte-les-Bains ; aujourd'hui, enfin, que l'Établissement a été mis au niveau des exigences réclamées par la civilisation moderne, ces *thermes* doivent reconquérir le rang que leurs vertus médicales leur assurent dans la série des eaux minéro-thermales.

Leur antique renommée, due aux guérisons nombreuses qu'elles opèrent depuis des siècles, avait attiré sur ces eaux l'attention des savants ; aussi ont-elles été, à partir du seizième siècle, l'objet de nombreux travaux. Mais ces divers ouvrages sont, les uns épuisés, les autres *des études* ou *mémoires* ne s'occupant que de quelques-unes des maladies qu'on traite par ces eaux. En conséquence, j'ai cru le moment venu de donner, sur le pays et sa topographie médicale, sur l'Établissement et les ressources qu'il présente, sur le bâtiment thermal et les divers appareils balnéothérapiques dont il est pourvu, sur la composition chimique de l'eau minérale et les maladies qu'elle peut soulager ou guérir, en un mot, sur tout ce qu'il est nécessaire de connaître pour apprécier la valeur d'une STATION THERMALE, des renseignements exacts et cependant assez concis pour tenir dans le cadre d'un simple *Indicateur* (1).

---

(1) La multiplicité des sujets que comporte l'étude d'une eau minérale m'a forcé, pour rester dans les limites de ce livre, de supprimer les développements qui eussent été nécessaires pour compléter l'étude des eaux de la Motte-les-Bains, au point de vue de la *pathologie* et de la *thérapeutique*. C'est, d'ailleurs, un travail que j'ai réservé pour mes *Études cliniques*, dont j'espère être bientôt en mesure de publier la troisième livraison.

INDICATEUR

MÉDICAL ET DESCRIPTIF

DES

EAUX DE LA MOTTE-LES-BAINS

(ISÈRE).

« Une des conditions à la fois d'homogénéité et d'efficacité de ces eaux (CHLORURÉES-SODIQUES) consiste, en cette circonstance, que le chlorure de sodium qui y domine y est presque toujours accompagné d'iodures et de bromures, en proportion fort petites, à la vérité, mais suffisantes très probablement pour ajouter leurs effets propres à ceux qu'on ne peut se refuser de reconnaître au chlorure lui-même, surtout lorsqu'il est, comme dans certaines de ces eaux, en très grande abondance et puissamment aidé par une haute température. » (1).

CHAPITRE Ier.

DESCRIPTION DU PAYS.

La Motte-les-Bains est située à trente-deux kilomètres *sud* de Grenoble. Plusieurs routes peuvent y conduire ; mais celle que je vais indiquer est celle qui est ordinairement suivie par les voitures publiques.

---

(1) *Annuaire des eaux de la France*, 11e partie, 1re livraison, pag. 340.

On prend, en partant de Grenoble, la route du Pont-de-Claix, et on traverse successivement les communes de *Varces*, de *Vif*, de *Saint-Georges*, de *Notre-Dame-de-Commiers* et de *Monteynard*. Au vingt-neuvième kilomètre, on quitte la route départementale qui conduit de Grenoble à la Mure, pour prendre un chemin récemment construit pour l'Établissement, auquel il aboutit après un développement de trois kilomètres.

La vallée de la Motte, que l'on commence à apercevoir en sortant de Monteynard, est une des plus pittoresques et des plus gracieuses des Alpes dauphinoises; elle renferme deux communes : la Motte-d'Aveillans et la Motte-Saint-Martin. C'est sur le territoire de cette dernière que sont l'établissement thermal et les sources qui l'alimentent. Inclinée de l'*est* à l'*ouest*, cette vallée a la forme d'un vaste amphithéâtre coupé de collines, où de riches moissons, de vertes prairies et de nombreuses forêts offrent aux regards leur riant panorama.

Deux torrents, celui de *Vaulx* et celui de l'*Oula*, après avoir suivi la vallée dans toute sa longueur, se réunissent à son extrémité *ouest;* de là, ils cheminent pendant un kilomètre en-

viron au fond d'une gorge étroite, puis se pré-
cipitent d'une hauteur de cent trente mètres
dans le lit du Drac et à côté des sources thermales, en formant une des plus magnifiques
cascades qu'on puisse voir.

L'horizon est borné, au *nord,* par la montagne de Monteynard; à l'*est,* par les cimes
toujours blanches de neige qui séparent le can-
ton de l'Oisans de celui de la Mure ; au *midi,*
par le *mont Senèpe;* au couchant, par les crêtes
dépouillées et tourmentées qui forment la limite
des départements de la Drôme et de l'Isère.

On peut sortir de ce vallon par cinq routes
que je vais rapidement indiquer :

1° Par la route de Grenoble à la Motte, que
nous connaissons déjà.

2° Au *nord-est,* par un chemin nouvellement
établi, dans une gorge aux flancs toujours verts
et garnis d'arbres de haute futaie, et qui dé-
bouche dans la riche vallée de Notre-Dame-de-
Vaulx, qu'il parcourt dans toute sa longueur
pour aboutir au village de Laffrey traversé par
la route impériale de Grenoble à Marseille.

3° Au *sud-est,* par le *col de la Festinière,*
où passe la route départementale de la Mure à
Grenoble. A quelques pas de là, le voyageur

voit se dérouler la magnifique et vaste plaine de la Mateysine avec ses villages, ses prairies et ses lacs au nombre de quatre, et comme cadre à ce gracieux paysage, les montagnes du Villard-Saint-Christophe, de Lavaldens et de Pierre-Châtel, couvertes de bois taillis, de forêts de sapin et de pittoresques hameaux. Au *midi* de cette plaine est la petite ville de la Mure qui, pendant les guerres de religion, eut à soutenir un siége, où se distingua une héroïne devenue célèbre, sous le nom de la *Cotte-Rouge.*

4° Au *sud-ouest*, et sur le flanc du mont Senèpe, par un chemin qui s'engage sous une ombreuse forêt et atteint bientôt les bords escarpés du Drac; il se dirige ensuite vers le *sud*, en remontant le cours de ce torrent, et conduit à la Mure en passant par les villages de Marcieu, de Mayre, de Labaume, etc.

5° A l'*ouest*, par le chemin de la source thermale; il cotoie d'abord le ruisseau qui forme la cascade dont j'ai parlé déjà, et descend ensuite à travers des bois qui l'ombragent jusqu'au Drac qu'on traverse sur un pont; de là, il remonte sur la rive opposée et jusque sur les territoires des communes d'Avignonet, de Sinard et du Monestier-de-Clermont où existe une source acidule-alcaline ou bicarbonatée mixte qui mériterait d'être plus connue.

Du rapide exposé que je viens de faire, d'une part, des montagnes qui avoisinent la Motte; de l'autre, des routes qui en partent et des lieux où elles conduisent, on peut déduire combien de buts de promenades sont offerts aux baigneurs pour occuper leurs loisirs.

A ceux qui peuvent faire de longues courses, j'indiquerai le *Mont-Aiguille*, ou mont inaccessible, gigantesque pyramide au sommet tronqué, et la *Fontaine-Ardente* qui est, comme le Mont-Aiguille, une des sept merveilles du Dauphiné et un des phénomènes les plus curieux de ces contrées; elle est formée par de l'*hydrogène carboné* s'échappant des fissures d'un *schiste calcaire à lucines*. Ce gaz s'enflammant facilement, se présente alors sous la forme d'une flamme bleuâtre de plus d'un mètre d'élévation.

PRODUCTIONS ET INDUSTRIES.

Anthracite. — Outre les ressources de l'agriculture dues à la fertilité du sol, ce pays possède des mines d'anthracite qui sont une de ses principales richesses. Connues depuis une épo-

que presque immémoriale, dit M. Gueymard,
elles sont seulement exploitées depuis 1776.
Les galeries ouvertes sur les flancs des montagnes sont horizontales et la plupart sillonnées
par des chemins de fer qui en facilitent l'exploitation. « Les concessions, dans ce bassin,
occupent une étendue superficielle de 3,798
hectares. Le nombre des couches connues
s'élève à trente-cinq, dont vingt en pleine
exploitation. Leur puissance moyenne varie
entre un et seize mètres (1). » Plus de quatre
cents ouvriers sont employés dans ces mines,
et les habitants du pays transportent ce charbon
dans tout le département.

Clouterie. — De nombreux cours d'eau et la
facilité de se procurer sur les lieux de l'anthracite ont fait naître une industrie qui n'est pas
une des moindres ressources de l'habitant de
ces contrées : je veux parler de la *clouterie.* Les
clous se font à la main avec divers marteaux.
Les forges ressemblent à celles des maréchaux
ordinaires; mais au lieu de soufflet, les cloutiers
se servent d'une *trompe*; celle-ci se compose

---

(1) *Statistique générale du département de l'Isère*, par
M. Gueymard. 1844.

d'un tronc d'arbre percé, suivant sa longueur, placé perpendiculairement et plongeant dans un tonneau de la partie supérieure duquel part un tube qui remonte et dont l'extrémité libre s'ouvre tout près du foyer. De l'eau coule sans cesse à travers l'arbre, et sans cesse aussi pousse de l'air avec force par le tube qui aboutit au feu de la forge. « Le bassin de la Motte occupe à lui seul trois cents ouvriers dont le salaire moyen est de 1 fr. 25 c. par jour (1). »

Mine d'or. — Une mine d'or récemment découverte tout à côté de l'Établissement est dans ce moment l'objet de nombreuses demandes en concession. Deux sociétés rivales ont commencé déjà plusieurs galeries; mais elles sont, il faut le dire, loin d'avoir jusqu'à ce jour trouvé à satisfaire leur *auri sacra fames.*

Eau minérale. — Enfin, il faut ajouter à toutes ces causes de bénéfices ceux qui résultent de l'exploitation des eaux thermales. Aussi, ce pays ne présente-t-il pas l'aspect si pénible et si émouvant qu'on ne rencontre que trop souvent dans les montagnes.

---

(1) *Statistique*, etc. loc. cit., pag. 807.

CHAPITRE II.

TOPOGRAPHIE MÉDICALE.

La topographie médicale d'un pays offre à considérer divers points que nous allons rapidement esquisser.

1° *Exposition.* — La vallée de la Motte, ouverte de l'*est* à l'*ouest*, et parfaitement ventilée dans cette direction, reçoit dès l'aurore la vivifiante influence du soleil qui ne l'abandonne qu'à l'apparition des premières teintes de la nuit. La haute montagne de Monteynard, en l'abritant contre les vents du *nord*, y maintient une égalité de température bien favorable aux malades.

2° *Altitude.* — Son élévation au-dessus du niveau de la mer est de six cents mètres. Mais cette altitude est encore une condition infiniment heureuse; car à mesure qu'on s'élève, l'air est plus oxygéné, plus dilaté, et par conséquent plus léger. Sous la diminution de pression, le poumon se développe plus amplement, le sang s'artérialise davantage, la force d'absorption augmente, et les organes recevant par là un surcroît d'activité, s'acquittent mieux des fonctions que leur a départies la nature.

3° *Météorologie.* — Ce pays, par son heureuse position, et malgré son élévation, jouit d'une température aussi égale que douce. Le résumé des observations météorologiques faites pendant les années 1855, 1856, 1857, 1858 et 1859 suffiront pour le prouver.

		THERMO-MÈTRE.	BAROMÈTRE.	HYGRO-MÈTRE.	TEMPS.
1855	Maximum .	27°	711mm	52°	Beau.... 57 j.
	Minimum .	12°	705	22°	Nuageux, 14
	Moyenne (1)	20°,7	709	43°	Pluvieux. 21
1856	Maximum .	29°	722mm	52°	Beau .... 61 j.
	Minimum .	16°	707	9°	Nuageux. 18
	Moyenne ..	22°	715	35°	Pluvieux. 13
1857	Maximum .	27°	724mm	57°	Beau.... 56 j.
	Minimum .	13°	712	16°	Nuageux. 26
	Moyenne ..	21°,5	717	39°	Pluvieux. 10
1858	Maximum .	26°	722mm	50°	Beau.... 57 j.
	Minimum .	15°	712	27°	Nuageux. 18
	Moyenne ..	20°,7	718	38°	Pluvieux. 17
1859	Maximum .	29°	724mm	52°	Beau.... 60 j.
	Minimum .	15°	710	13°	Nuageux. 21
	Moyenne ..	23°,4	718,6	39°	Pluvieux. 11

(1) Ces moyennes sont déduites des observations de chaque jour pendant les mois de juin, juillet et août.

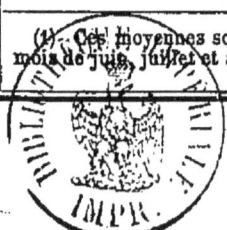

2

En 1860, j'ai fait des observations *ozonosco-piques* pendant soixante-un jours et soixante-cinq nuits, et, dans ce laps de temps, l'*ozone* a toujours laissé des traces évidentes de sa présence. Le jour, j'ai eu pour extrêmes 1º et 9º, et pour moyenne, 3º,45; la nuit, 1 et 10 ont été les degrés *maxima et minima*, et 5º,32 la moyenne.

Un fait qui, pour être resté jusqu'à ce jour inexpliqué, n'en est pas moins un fait constant et bien favorable aux baigneurs, c'est l'absence presque absolue de *serein*. Signalé par tous les auteurs qui ont parlé des eaux de la Motte, M. V. Bally l'a constaté en ces termes : « Il y a ceci de remarquable que les rosées sont si peu abondantes, l'humidité s'y fait si peu sentir, que les malades peuvent s'y promener impunément lorsque le soleil est sous l'horizon (1). »

4º Culture. — Ces conditions favorables d'exposition et de température, jointes à la fertilité du

_____

(1) *Notice sur les eaux thermales de la Motte-Saint-Martin* (Isère), par le docteur Bally, ancien président de l'Académie royale de médecine.

sol, ont permis d'y développer la culture de nos plaines et de nos coteaux. Ainsi, les noyers, les poiriers, la vigne, les mûriers, le chanvre y croissent et y prospèrent.

5º *Végétation*. — « Les observations météorologiques concourent à éclaircir la question de la salubrité d'une région habitable, mais ne suffisent pas..... Une pierre de touche plus sûre est l'étude du sol géologiquement considéré et surtout la connaissance de la végétation. Le sol produit-il des plantes aquatiques, le pays est malsain; s'il produit des végétaux qui prospèrent sur un sol pierreux, sec, montagneux, calcaire ou très poreux, tenez pour certain qu'il ne s'en exhale aucune émanation malfaisante. Tel est le terrain de la Motte-les-Bains...... Dans tout le voisinage, on n'a pu découvrir une trace de plante appartenant au sol marécageux (1). »

Je n'ai rien à ajouter à cette attestation d'un homme aussi élevé par son savoir que par son caractère. Je rappellerai seulement aux touristes et aux baigneurs que la Flore de la vallée

---

(1) *Notice*, etc., loc. cit.

de la Motte et des montagnes qui l'avoisinent est une des plus riches et des plus variées des Alpes (1).

6° *Géologie.* — « Les bases des montagnes du bassin de la Motte appartiennent aux *grès à* anthracite. Suivant quelques géologues, ces *grès* seraient contemporains du *grès houiller.* M. Elie de Beaumont place les *grès* à anthracite des Alpes sur le même horizon que le second étage du *lias.* Les grès de la Motte sont recouverts en couches concordantes par des calcaires noirs renfermant beaucoup de *bélemnites.* Ces calcaires sont *jurassiques* et forment le deuxième étage du calcaire à *gryphée arquée* (2). »

Les auteurs du *Dictionnaire des eaux minérales* placent les eaux thermales de la Motte à « la limite des formations secondaires et des terrains cristallins. »

---

(1) On peut consulter les ouvrages de Villars, Mutel, la *Statistique botanique du département,* par Albin Gras, et surtout la flore de la Motte que mon si regretté confrère et ami Dorgeval-Dubouchet a placée à la fin de son *Guide aux eaux de la Motte-les-Bains.*

(2) Note inédite de M. l'ingénieur en chef des mines, Gueymard.

Les empreintes végétales, si communes dans
nos mines d'anthracite et appartenant presque
toutes aux fougères et aux équisetacées; les
ammonites; les bélemnites, si abondantes dans
nos roches calcaires, etc., seront, pour le na-
turaliste, des sujets intéressants de recherches
et d'études.

7° *Cours d'eau.* — Outre les deux torrents
dont j'ai parlé, on voit surgir sur de nombreux
points des sources vives d'une abondance souvent à faire tourner un moulin. Tous ces petits
ruisseaux, favorisés par l'inclinaison prononcée
du sol, portent avec vitesse aux deux torrents
le tribut de leurs eaux murmurantes. Ils entre-
tiennent dans le vallon la fertilité et la fraîcheur,
mais ne forment jamais de mares à eau sta-
gnante.

« En résumé, écrivais-je en 1854, l'établissement de la Motte-les-Bains est placé au centre
d'un vallon remarquable par sa végétation, son
élévation au-dessus du niveau de la mer, l'absence de toute humidité, l'égalité de sa température, le régime de ses cours d'eau et par son
exposition aux rayons du soleil. Il serait diffi-
cile, comme on le voit, de trouver un pays

présentant la réunion de conditions climatériques aussi heureuses et aussi favorables aux
malades (1). »

---

(1) *Études cliniques*. Grenoble, 1854.

CHAPITRE III.

—

ÉTABLISSEMENT.

—

A l'*ouest* du vallon de la Motte est un monticule formé de *poudingue* sur lequel est bâti l'immense château qui sert aujourd'hui d'établissement. Il a dû être construit, en partie du moins, au xive siècle, puisqu'il existe un acte en latin dressé dans la grande salle du château, en 1369; j'ai dit en partie, car le portail, de style florentin, est évidemment d'une date plus récente. Ce portail s'ouvre, à l'*est*, sur une terrasse, d'où l'œil embrasse tout le bassin de la Motte; au *midi*, le château s'appuie sur des jardins en terrasses et domine une vaste prairie sillonnée par de capricieux chemins bordés çà et là de bosquets et de massifs d'arbres d'essences variées; au *nord*, il n'est séparé que par le chemin d'arrivée d'un bois épais qui descend jusqu'au ruisseau de Vaulx. Ce bois, que n'a jamais percé un rayon de soleil, est parcouru par des sentiers où l'on est toujours sûr de trouver un refuge contre les chaleurs de l'été.

Cet antique manoir, en partie détruit sous la révolution, a été, en 1844, réédifié, agrandi et approprié pour sa destination nouvelle. Il se compose aujourd'hui de trois corps de logis flanqués de quatre pavillons, et contient trois cents lits. Deux grands escaliers conduisent aux divers étages desservis par de vastes corridors sur lesquels s'ouvrent les chambres des baigneurs.

Enfin, au pied du monticule sur lequel est assis le château, et sur les bords de la route d'arrivée, s'élèvent un hôtel, dit Hôtel du Bois, des écuries et remises et des dortoirs pour loger les indigents.

Bâtiment thermal. — Placé en avant et au-dessous de la façade qui regarde l'*orient*, le bâtiment thermal, dont la partie supérieure sert de terrasse, présente la forme d'un hémicycle et semble être le piédestal de cet immense château. Il a deux étages : l'inférieur renferme les cabinets de douches et ceux destinés à la vapeur; le supérieur, les cabinets de bains.

Deux galeries couvertes règnent au-devant de ces cabinets et se relient aux deux grands escaliers du château ; de sorte que les baigneurs ne sont point exposés à l'action de l'air extérieur, soit pour aller à la douche ou au bain, soit pour rentrer dans leurs appartements.

Réservoirs. — Au centre de ce bâtiment thermal est un vaste réservoir pouvant contenir 2,500 hectolitres et où arrive d'une manière continue l'eau minérale incessamment poussée par une machine à *colonne d'eau*. Un autre réservoir, creusé dans la cour circonscrite par les bâtiments d'habitation et contenant plus de 600 hectolitres, est destinée à l'eau minérale refroidie. Chaque cabinet de bain ou de douche reçoit, par des conduits séparés, l'eau de ces réservoirs, et un troisième tuyau y verse de l'eau douce.

Bains. — Les cabinets de bains sont au nombre de dix-huit et garnis de vingt-trois baignoires. Six sont pourvus d'un appareil pour douche interne à faible pression ; il consiste en un bassin placé à 1^m,50 au-dessus de la baignoire et où on met l'eau minérale à la tem-

pérature voulue ; de sa base, part un tuyau
flexible muni d'un robinet à son extrémité libre
et terminé par un bout en cuivre destiné à rece-
voir une canule à injections. Il résulte de cette
disposition que l'on peut modifier à volonté la
durée de la douche, ainsi que le volume et la
force d'impulsion de la colonne liquide. Ces
douches se prennent en même temps que le
bain.

Douches. — L'étage inférieur du bâtiment
thermal contient :

1° Neuf cabinets pour douches ordinaires, dis-
posés de manière à pouvoir placer le baigneur
sur une planche, sur un tabouret ou dans une
baignoire. Ce dernier procédé est à peu près le
seul usité. Trois conduits livrant passage à de
l'eau minérale chaude, à de l'eau minérale
refroidie et à de l'eau douce se réunissent à
quelques pieds du sol pour n'en plus former
qu'un seul. A ce dernier, est adapté un tuyau
flexible qu'on arme, à son extrémité libre, de
diverses espèces de jets. Cette disposition permet de modifier à volonté et à tout instant la
force d'impulsion, la température et la composition de l'eau de la douche. Il est, de plus,

facile de doucher avec de l'eau alternativement
chaude et froide et de donner à la douche autant de durée qu'on le désire;

2° Une salle garnie de gradins et où arrive
de la vapeur. Des thermomètres, placés à différentes hauteurs, indiquent la température et
permettent aux malades de prendre des bains
de vapeur d'une thermalité toujours égale ou
de plus en plus élevée.

Ce *vaporarium* communique avec deux cabinets de douches; de sorte que le baigneur peut
passer immédiatement du bain de vapeur à la
douche, et réciproquement.

Cette pièce sert aussi de *salle d'aspiration*.
On fait arriver pour cela un jet d'eau minérale
qui, lancé avec force à travers les mille trous
d'un diaphragme, se brise contre des corps
résistants et se répand en vapeurs humides :
c'est de l'eau minérale *poudroyée*, comme l'on
dit aujourd'hui.

3° Un cabinet pour douches de vapeur;

4° Un cabinet pour l'administration des bains
de vapeur en caisse;

5° Un cabinet pour la douche *écossaise;*

6° Enfin, deux autres cabinets : l'un, pour les

douches ascendantes internes, et l'autre, pour les douches capillaires.

L'Établissement possède, en outre, tous les appareils nécessaires pour administrer les douches locales, les demi-bains, etc., etc.

CHAPITRE IV.

SOURCES THERMALES.

Historique. — Connues des Romains, comme l'attestent des ruines découvertes, en 1849, sur la rive gauche du Drac (1), ce n'est cependant qu'à partir du xviᵉ siècle que les auteurs ont parlé des eaux thermales de la Motte. Mais, à dater de cette époque, les docteurs Tardin, de Vulson, Nicolas, Bilon, Billerey, Breton, Sylvain-Eymard, Bally, Dorgeval-Dubouchet, etc.; les historiens Chorrier, Guy-Allard, le colonel Barral, etc., ont tour à tour signalé leurs vertus médicales.

Situation. — Au couchant de la vallée de la Motte coule le Drac encaissé entre des rochers à pic ayant de trois à quatre cents

---

(1) *Bulletin de la Société de statistique du département de l'Isère.* 1850.

mètres d'élévation. Ces rochers ont été divisés à l'époque de leur soulèvement; car on y voit les saillies correspondre aux anfractuosités et les sommets aux sommets d'une manière si évidente, qu'on croirait que la dislocation date d'hier. C'est au fond de ce gouffre, qui sert de lit au Drac, et sur la rive droite de ce torrent que sourdent les eaux de la Motte divisées en trois groupes. Elles jaillissent des fentes d'une roche calcaire en couches verticales bien réglées et qui ne sont ni crevassées, ni trop fendillées.

Volume. — Le premier groupe est connu sous le nom de *source du Puits,* et débite 1,357 hectolitres en vingt-quatre heures.

Le deuxième, ou *source de la Dame,* est à cent quinze mètres en aval, et débite 4,320 hectolitres en vingt-quatre heures. Huit des griffons qui le composent ont été captés, et fournissent 2,448 hectolitres.

Le troisième, situé à cinquante mètres au-dessous du second, se fait jour dans le lit même du torrent et lui livre ses eaux. Son volume est, d'après M. l'ingénieur François, de 1,000 hectolitres par vingt-quatre heures.

Ces trois sources débitent ensemble 6,677 hectolitres par vingt-quatre heures, dont 3,805 arrivent à l'Établissement poussés par une machine à colonne d'eau mue par la cascade dont j'ai parlé déjà, et d'une puissance telle, qu'elle élève l'eau thermale à deux cent quatre-vingt-trois mètres dans des tuyaux ayant plus de quatorze cents mètres de développement. « Cette machine, dit le docteur Donné (1), représente une sorte de cœur, dont les contractions aspirent d'un côté l'eau naturelle et lancent de l'autre l'eau minérale; les tubes d'eau froide représentent les veines, et les tubes d'eau chaude les artères de ce cœur formé par les pompes; l'Établissement est le corps de ce vaste appareil auquel aboutit la circulation. »

Température. — « Je ne discuterai pas, disais-je en 1842, sur les diverses hypothèses émises pour expliquer la thermalité des eaux : électricité, action chimique, volcans, feu central, etc., peu importe à laquelle de ces causes on l'attribue. Mais savoir si ce calorique est identique avec celui de nos foyers, voilà pour nous une

---

(1) *Journal des Débats.* 1851.

question bien autrement importante. » Malheureusement la science a été jusqu'à ce jour impuissante à la résoudre. MM. Pâtissier et Boutron-Charlard pensent que « le calorique des eaux thermales se trouve dans un état de combinaison tout particulier qui imprime certainement à nos organes une action spéciale, laquelle n'existe pas moins quoiqu'elle échappe aux explications des savants (1). » Telle est aussi l'opinion de M. L. Marchant (2).

Quoi qu'il en soit à cet égard, les sources de la Motte-les-Bains, soumises à l'épreuve du thermomètre, ont, en toutes saisons, donné les mêmes résultats : l'eau de Puits, 56° à 58° c.; celle de la Dame, 60° à 62° c.

Densité. — La pesanteur spécifique de l'eau de la Motte est de 1010,929mm.

Aspect. — D'une limpidité parfaite, l'eau de la Motte laisse cependant déposer, soit sur le sol où elle coule, soit dans les vases, un léger dépôt ocracé.

---

(1) *Manuel des eaux minérales*, pag. 78. Paris, 1837.
(2) *Revue des eaux minérales* (avril). Paris, 1843.

Odeur et saveur. — Elle est sans odeur, et a un léger goût salé.

Alcalinité. — Soit à la source et ayant par conséquent toute sa thermalité, soit refroidie, l'eau de la Motte verdit le sirop de violettes et ramène au bleu la teinture de tournesol rougie par un acide.

ANALYSE.

La première analyse des eaux de la Motte-les-Bains a été faite par Nicolas, en 1777; Bilon en donna une autre au commencement du XIXe siècle; Billerey, en 1830; MM. Gueymard et Breton, en 1836; M. Leroy, en 1839, en firent de nouveau l'analyse. Mais la dernière et la plus complète est celle que je rapporte ici; elle a été exécutée en 1841, au nom de l'Académie royale de médecine de Paris, par MM. O. Henry et V^r Bally (1).

---

(1) La présence de l'iode avait échappé aux habiles chimistes de l'Académie, et ils n'avaient pas recherché l'arsenic. C'est M. H. Breton et moi qui, par des expériences rapportées dans la *Gazette médicale de Lyon* (31 mai 1851), avons constaté l'existence de ces deux corps dans l'eau de la Motte. M. Chevallier y a aussi trouvé de l'arsenic.

	SOURCE DU PUITS.	SOURCE DE LA DAME.
	Sur 1,000 g. 00	Sur 1,000 g. 00
Acide carbonique...................	quantité indéterminée.	
Carbonate de chaux } primitivement à — de magnésie. } l'état de bi-sels. }	0,80	0,64
Sulfate de chaux...................	1,65	1,40
— de magnésie.................	0,12	0,10
— de soude anhydre............	0,77	0,67
Chlorure de sodium................	3,80	3,56
— de magnésium...............	0,14	0,12
— de potassium	0,06	0,05
Bromure alcalin...................	0,02	traces sensibles.
Iodure alcalin....................	traces sensibles.	Id.
Silicate d'alumine	0,02	0,05
Crénate et carbonate de fer..........	0,02	0,014
Manganèse.......................	traces.	traces.
Arsenic probablement à l'état d'arsénite de fer...........................	traces.	traces.
Total....	7 40	6,604

DES PRINCIPES MINÉRALISATEURS DE L'EAU DE LA MOTTE-LES-BAINS.

Chlorure de sodium. — La qualité et la quantité des principes qui minéralisent l'eau de la Motte lui assurent une valeur thérapeutique qu'un examen rapide fera encore mieux apprécier.

« La tendance instinctive des animaux à

la consommation du chlorure de sodium est justifiée par le rôle que jouent dans l'économie les parties constituantes de ce sel.

» La soude du chlorure de sodium est nécessaire à la composition du sang ; elle est nécessaire aussi à la composition de la bile, à laquelle elle donne son alcalinité. Le sel marin fournit aussi l'acide chlorhydrique du suc gastrique. Des expériences intéressantes ont montré que les sels neutres, et par conséquent le chlorure de sodium, si abondant dans le sérum du sang, avaient une influence notable sur l'*artérialisation* de ce liquide. Enfin, il résulte des recherches de M. Mialhe, que le chlorure de sodium, pouvant former, avec certaines substances, des composés *solubles*, facilite l'absorption de ces dernières, lorsqu'elles sont ingérées dans le tube digestif » (1).

« Transporté dans le torrent circulatoire, le sel marin exerce une influence puissante sur la transformation des tissus. Cette action se manifeste à la fois par une augmentation dans toutes les sécrétions muqueuses, principalement celles

_____

(1) *Cours de physiologie*, etc., par P. Bérard. Paris, 1848 (1re leçon, pag. 61).

des intestins, et par une plus grande activité des reins. Les urines sont alors plus abondantes et plus chargées de principes solides, effet qu'aucun autre diurétique végétal ne peut produire » (1).

B. Jones lui attribue la propriété de tenir en dissolution, dans les reins et la vessie, l'*urate d'ammoniaque* et d'empêcher les précipités d'acide *urique*. L'usage du chlorure de sodium augmenterait le chiffre des globules et diminuerait la proportion d'albumine dans le sang, d'après des expériences analytiques dues à M. Poggiale.

Enfin, MM. Petrequin et Socquet ont tiré de leurs études sur ce sel les conclusions suivantes :

« 1° A une certaine dose, au-delà de cinq à six grammes à la fois, il exerce une action vomitive, mais surtout laxative;

» 2° A doses moins élevées, il favorise les digestions, aiguise l'appétit et augmente la nutrition sans augmenter la masse du corps;

» 3° Absorbé, il devient éminemment diu-

---

(1) HERPIN. *Études sur les eaux minérales*, pag. 143. 1855.

rétique, et se trouve éliminé presque en totalité par les reins ;

» 4° Enfin, par son action dissolvante sur la fibrine et l'albumine, il rend le sang moins coagulable, active toutes les secrétions et tend à détruire les dépôts albumineux, etc. (1) »

Sulfate de soude, sulfate de magnésie, chlorure de potassium, chlorure de magnésium. — Les sulfates de soude et de magnésie, ainsi que les chlorures de magnésium et de potassium, ont, dans leur action physiologico-thérapeutique, tant de points d'analogie avec le chlorure de sodium, qu'il me suffira de dire qu'ils ajoutent encore à l'action médicale de ce dernier.

Bi-carbonates de chaux et de magnésie. — C'est aux bi-carbonates de chaux et de magnésie que l'eau de la Motte doit son alcalinité et les indications thérapeutiques qui en découlent.

L'action de ces corps sur l'homme sain et sur l'homme malade est trop connue pour qu'il soit nécessaire de signaler leur utilité dans les maladies du tube digestif, des voies urinaires, dans la goutte et le rhumatisme, etc , etc.

---

(1) *Traité général pratique des eaux minérales*, etc., p. 283.

Iodure et bromure. — Il me suffira de citer l'iode et le brôme, ces fondants, ces antiscrofuleux par excellence.

Crénate et carbonate de fer, Manganèse. — Le fer, rendu plus assimilable par son union à l'acide crénique, et le manganèse ont, par leur association, comme l'ont prouvé les travaux du docteur Pétrequin, une puissance thérapeutique bien grande dans la chlorose, l'anémie, les scrofules et ses innombrables manifestations.

Sesqui-arsénite de fer. — Je ne rappellerai pas toutes les propriétés médicales attribuées à ce sel ou à ses congénères ; son action comme antipériodique, antinévralgique, dans les névroses et dans certaines dermatoses, est appréciée par tous.

Sulfate de chaux.— C'est au sulfate de chaux qui s'y trouve à une dose assez forte que l'eau minérale de la Motte devrait en grande partie, d'après MM. Pétrequin et Socquet, ses bons effets dans quelques maladies des organes respiratoires et dans la plupart des affections cutanées.

« On le voit, écrivais-je en 1855, ce n'est ni la quantité, ni la valeur thérapeutique des principes minéralisateurs qui manquent aux eaux de la Motte; aussi, quelques personnes auraient-elles de la tendance à redouter leur action énergique. Il serait sans doute rien moins que prudent de prendre les eaux de la Motte sans en avoir besoin. Mais cela reconnu, que signifie le reproche fait à un remède d'être *trop fort ?* Ce reproche n'en est pas un; bien loin de là c'est un éloge, car il est toujours facile d'atténuer la force d'action d'un médicament, tandis qu'on ne saurait donner des vertus à celui qui est essentiellement inerte » (1).

---

(1) *Études cliniques*, pag. 87. 1855.

CHAPITRE V.

ACTION

Sur la végétation.—L'eau de la Motte active la végétation des plantes et augmente l'intensité de leurs couleurs.

Sur les animaux. — Elle est recherchée par les animaux, et surtout par les herbivores, qui la boivent avec avidité.

J'ai vu, sous l'influence de cette eau en boisson, des mulets exténués de fatigue, reprendre de l'appétit et de l'embonpoint, et leur poil, en partie tombé, repousser plus épais et plus brillant que jamais. Les belles expériences de M. Boussaingault, touchant l'influence du sel dans l'alimentation des animaux, expliquent, d'ailleurs, très bien cet effet.

En boisson. — L'action la plus marquée de l'eau de la Motte est l'action diurétique. C'est à la dose de trois à quatre verres pris en se promenant, et à un quart-d'heure de distance environ les uns des autres, qu'il faut la boire pour obtenir cet effet.

L'action laxative, moins certaine que l'action diurétique, exige que l'eau minérale soit bue à la dose de quatre à huit verres ingérés dans l'espace de temps le plus court possible. Son mélange avec un cinquième de lait favorise son action purgative.

Elle exerce aussi sur le tube digestif un effet excitant et tonique qui se manifeste par un accroissement notable dans l'activité des fonctions digestives. C'est à la dose d'un à deux verres qu'il faut la boire dans ce cas.

Enfin, elle doit à plusieurs des corps qui la minéralisent, et principalement à l'iode, au brome, au fer, au manganèse, à l'arsenic, etc., une action *altérante* bien utile dans certaines maladies et dans certains états diathésiques. On doit alors commencer par une faible dose qu'on augmente chaque jour; par ce moyen, la *tolérance* s'établit, et il ne survient aucun trouble appréciable dans les fonctions de l'économie. On peut, dans ce cas, boire l'eau minérale dans la journée.

Ces divers effets de l'eau de la Motte en boisson ressortent trop évidemment de sa composition chimique, pour que je ne me contente
pas simplement de les énoncer.

Les quantités d'eau à boire, suivant les effets
qu'on veut obtenir, ne sont que des moyennes
qu'il faut souvent modifier pour bien des malades. Aussi, ne saurais-je trop leur conseiller
de ne pas suivre, dans la manière de boire l'eau
minérale, les usages que la routine a consacrés
auprès de toutes les sources thermales. Il pourrait en résulter pour eux de fâcheuses consé-
quences.

En bain. — L'absorption dans le bain, soit
de l'eau, soit des principes qu'elle contient, est
un fait bien établi par les expériences de Wes-
trumb, d'Edwars aîné, de Berthold, de Simpson,
de Kiihn, de Kalthlor, d'Homolle, etc. On sait
que le corps absorbe d'autant plus d'eau que
le bain est plus frais, que l'exhalation est d'autant plus forte que la température du bain est
plus élevée, et que c'est à 33° environ que cesse
l'absorption et que commence l'exhalation. On
sait, comme M. Homolle l'a conclu de ses expériences, que, « dans les bains chargés de sub-

stances minérales ou organiques, l'absorption a lieu comme si la peau était douée d'une propriété non constatée encore, d'une sorte de force *catalytique*, en vertu de laquelle elle opérait un départ entre les molécules constituantes de certains composés chimiques, pour exercer une absorption élective sur l'un des composants à l'exclusion de l'autre. »

En résumé, absorption ou exhalation en rapport avec la température, et échange moléculaire entre le corps et les substances contenues dans l'eau : tels sont les principaux phénomènes bien constatés et qui nous feront comprendre la plupart des effets de l'eau de la Motte prise en bains et en douches.

Bain froid. — A l'action bien connue du froid, l'eau de la Motte, prise ainsi, joint les avantages qui résultent de sa minéralisation qui la rapproche de l'eau de mer.

Bain frais. — J'en dirai autant du bain frais, dont l'action est moins énergique et moins perturbatrice, mais dont la durée peut être plus prolongée, et qui lui est préférable dans bien des cas, notamment chez les malades à énergie vitale affaiblie.

C'est principalement dans les névropathies et certaines asthénies qu'on emploie ce genre de traitement.

Au sortir du bain, une promenade rapidement faite en est le complément le plus ordinaire.

Bain tempéré. — La température de ce bain (35° à 36°) permet de pouvoir le prolonger sans fatigue souvent pendant deux heures, et même j'en ai quelquefois fait prendre deux par jour. Et ce qui prouve l'influence de la minéralisation de l'eau de la Motte sur l'organisme, c'est que l'usage longtemps continué de ces bains tonifie, loin d'affaiblir, et pourrait même, à la longue, amener un état de surexcitation générale. C'est surtout dans les inflammations chroniques du tube digestif, dans les maladies du foie, des reins, de la vessie, de l'utérus et de ses annexes, dans le rhumatisme nerveux, etc., que ce bain est employé avec succès.

Bain chaud. — « Plongé (1) dans l'eau de la Motte à 40° et au-dessus, le baigneur ressent une impression de chaleur qui ne lui paraît

---

(1) *Études cliniques*, pag. 95. 1855.

avoir rien d'exagéré; mais bientôt son pouls s'accélère et sa peau devient turgescente..... Plus tard, sa face devient vultueuse, ses artères battent avec violence, une sueur abondante inonde son visage, sa tête s'alourdit, et, si le séjour dans l'eau a été trop prolongé, au sortir du bain survient la défaillance. » Ces bains ont une action perturbatrice, spoliative et révulsive, et sont surtout employés contre certaines manifestations scrofuleuses, dans les coxalgies, les hydartroses chroniques, les atrophies, certaines paralysies, etc., etc.

Des bains d'une température plus élevée sont encore administrés à la Motte à la suite des douches chaudes; mais leur durée n'est alors que de quelques minutes. Il est prudent, après ces bains, de se faire transporter dans son lit, enveloppé d'un maillot en laine.

Nous avons dit qu'à ces hautes températures il y avait exhalation; mais rien ne prouve que cette chaleur ne favorise pas cette force *catalytique* en vertu de laquelle il y aurait absorption de certains composants salins. « D'ailleurs, il est avéré pour tous les hydrologues praticiens que le bain minéral n'agit pas seulement par l'absorption de l'eau, mais encore, et le plus

souvent davantage, par l'action de quelques-
uns des principes minéralisateurs que l'analyse
permet de constater (1). »

Bain local. — On fait un fréquent usage à
la Motte du bain local, soit seul, soit pris après
la douche locale. La facilité d'abaisser ou d'augmenter beaucoup leur température en fait un
mode de traitement bien utile dans les paralysies partielles, les atrophies, les tumeurs
blanches, les caries, les nécroses, les entorses, etc.

Demi-bain,. Pédiluves et Manuluves. — Ces
trois modes d'emploi de l'eau minérale sont de
véritables bains, locaux. Leur action, comme
celle de ces derniers, varie suivant leur température, leur durée, etc.

Lotions et Cataplasmes. — A l'action du calorique ou du froid, les lotions et les cataplasmes
faits avec l'eau minérale de la Motte joignent
des propriétés toniques et détersives dues à ses
principes minéralisateurs; aussi, les emploie-t-

(1) *Dictionnaire général des eaux minérales*, etc., t. 1, p. 13.

on avec succès dans les entorses, les eczémas
partiels, certains ulcères, etc.

En douches. — Les douches sont le mode de
traitement le plus employé à la Motte.

Douche chaude. — La température de cette
douche varie de 42° à 50°. Le malade, placé
sur un tabouret ou sur une planche au-dessus
d'une baignoire, reçoit un jet d'eau d'une chaleur plus ou moins élevée, suivant les prescrip-
tions du médecin. Il est bientôt enveloppé d'une
atmosphère chaude et humide qui mouille la
surface de son corps et qui ouvre les pores de
sa peau qu'inonde bientôt la sueur. Les fric-
tions et le massage sont en même temps exer-
cés. On comprend combien il est sage que le
baigneur reçoive une pareille douche en ayant
la partie inférieure du corps plongée dans une
baignoire où s'accumule l'eau de la douche.
Sa durée est de quinze à trente minutes, et
immédiatement après, le malade se plonge dans
le bain où il reste encore de deux à dix minutes. Il est ensuite séché, enveloppé dans des
vêtements ou une couverture de laine et transporté dans son lit que traverse quelquefois la

sueur. On lui fait boire de l'eau minérale, du bouillon d'herbes ou une infusion, pour accélérer encore cette transpiration. Après être resté une heure ou deux dans le maillot, il est débarrassé de ses vêtements de laine, essuyé avec des linges chauds et remis dans son lit, où il attend que la diaphorèse se soit arrêtée. Souvent alors survient un sommeil calme et réparateur.

On comprendra, par ce court exposé, quelle énergique action doit avoir une telle douche. On les administre surtout dans les rhumatismes articulaires chroniques avec ou sans nodosités, dans les rhumatismes musculaires, dans les hydartroses chroniques, dans les coxalgies anciennes, dans les tumeurs blanches, dans certaines maladies des os, dans les sciatiques, dans quelques-unes des formes de la scrofule, dans les paralysies, etc., etc.

Douche tempérée. — De 30° à 40°, la douche est dite tempérée ; elle s'administre comme la précédente. Elle convient surtout aux personnes débiles, aux enfants, et dans les maladies du tube digestif, du foie, des organes splanchniques en général.

Douche chaude et froide. — Le malade, droit ou couché, reçoit d'abord un jet d'eau chaude, puis un jet d'eau froide sous l'impression duquel il éprouve un resserrement, un frissonnement général; on revient alors au jet d'eau chaude qui détermine une prompte et facile réaction. On répète cela deux, trois, quatre, etc. fois, suivant les cas. Quelquefois on termine par l'eau chaude et quelquefois par l'eau froide. La température des deux espèces d'eau doit aussi varier suivant des circonstances que je ne puis développer ici.

« Rien (1), dit mon collègue le dr Baron, ne calme les douleurs d'irradiation et la surexcitation produite quelquefois par le traitement thermal comme cet agent de balnéation. Rien n'imprime aux organismes débilités une stimulation aussi douce ou aussi progressive; rien ne réveille avec moins d'exagération les forces radicales qui sommeillent. La douche *chaude et froide*, en un mot, est un excellent sédatif et un non moins bon agent de tonicité. »

Cette douche convient surtout dans les débi-

---

(1) *Mémoire sur trente-sept cas de maladies utérines traités et recueillis aux eaux de la Motte.*

lités innées ou acquises, dans les maladies utérines, dans la plupart des névroses, dans la spermatorrhée et dans toutes les affections dépendant d'un état d'atonie générale ou locale.

Douche écossaise. — Après avoir reçu sur le corps, et pendant un temps variable, un jet d'eau chaude, le baigneur reçoit sur la tête, et de là, sur le reste du corps, une pluie d'eau plus ou moins froide. Cette douche agit à peu près comme la précédente, mais elle est plus pénible à supporter; je ne l'emploie guère que dans quelques céphalées.

Douche locale. — Toutes les espèces de douches dont je viens de parler peuvent être administrées localement; elles diffèrent des autres douches en ce qu'elles agissent sur un point limité du corps, et peuvent être supportées plus longtemps et plusieurs fois par jour, sans fatigue pour le reste de l'économie. On les emploie surtout comme révulsives excitantes et résolutives dans les entorses, les arthrites chroniques, les tumeurs blanches, les paralysies et les atrophies partielles, etc.

Douche capillaire. — Ainsi nommée, parce

que la colonne d'eau qui l'alimente est d'un
très petit diamètre, et peut encore, au moyen
de divers appareils, être divisée en une multi-
tude de jets que l'œil a peine à distinguer. Elle
est surtout utile pour traiter les trajets fistu-
leux, les affections des oreilles, des yeux, du
nez, de la bouche, de la face, etc.

Douche ascendante anale. — Elle est surtout
employée à la Motte pour rappeler ou provoquer
les hémorrhoïdes, vaincre les constipations,
opérer une utile révulsion, etc. La température
et la forme du jet doivent varier avec les effets
qu'on veut obtenir.

Douche ascendante pour femme. — C'est une
douche à peu près inusitée à la Motte, où on
la remplace avec avantage par les irrigations
faites dans le bain au moyen de l'appareil que
j'ai décrit déjà à la page 52.

Irrigations internes. — Les irrigations ont,
sur la douche, l'avantage de n'être jamais nui-
sibles. On comprend que je ne puis entrer ici
dans aucun développement.

Aspiration de l'eau minérale poudroyée. — Ce

appareil à aspiration a été institué, en 1845, à la Motte, sur mes indications, pour imiter les traitements usités en Allemagne au moyen des bâtiments de *graduation*, traitements si souvent efficaces contre certaines maladies chroniques des voies respiratoires et certaines formes de la scrofule, surtout quand l'eau minérale appartient, comme celle de la Motte, à la classe des eaux *bromo-chlorurées-sodiques*.

Ces aspirations peuvent se prendre à toute heure et même plusieurs fois dans un jour. Le plus souvent, on les combine avec d'autres exercices hydrothérapiques.

Bain et douche de vapeur. — Les bains et douches de vapeur ont partout la même action ; je n'ai donc pas à m'en occuper ici.

Bain avec douche. — Enfin, il est des cas, et ils sont nombreux, où à l'action, pour ainsi dire, hydrothérapique de la douche, il faut joindre l'action si fortement médicamenteuse du bain, voire même du bain prolongé. La disposition de nos cabinets nous permet de donner alors une douche générale ou locale dans le bain même, douche qui est, suivant les indications, administrée avant, pendant ou après le bain.

La réunion du bâtiment thermal au bâtiment d'habitation est une de ces conditions heureuses qu'il suffit de signaler pour les faire apprécier des malades et des médecins.

Eaux minérales d'Oriol et du Monestier-de-Clermont. — Le voisinage de deux sources acidules froides vient encore ajouter à ces éléments si puissants déjà de médication : je veux parler des eaux d'Oriol et du Monestier-de-Clermont.

Les premières, très agréables à boire, se prennent aux repas, et sont surtout riches en acide carbonique et en composés ferreux. Aussi, conviennent-elles très bien pour combattre les états anémiques et cachectiques, qu'ils soient la conséquence de certaines maladies ou de certaines médications; dans l'atonie des voies digestives, dans la chlorose, dans la scrofule, dans les débilités de tout genre, etc.

Celles du Monestier-de-Clermont, non moins gazeuses, mais contenant peu de fer, sont minéralisées surtout par des bi-carbonates et des sulfates alcalins. Aussi, sont-elles précieuses dans les maladies des organes splanchniques, des voies digestives, dans la gravelle, la goutte, le rhumatisme, etc.

Voici leur analyse :

ORIOL.

Eau : un litre.

Acide carbonique libre.	$0^{lit},084$

Bi-carbonate de chaux.	
— de magnésie..	$1^{gr},150$
— de soude.	0 100
— de protoxide de fer.	0 046
— de manganèse	sensible
Principe arsenical et iode.	non douteux
Sulfate de soude.	
— de chaux.	0 170
— de magnésie..	
Chlorure de sodium.	
— de magnésium..	0 014
Silice, alumine.	
Matière organique.	0 020
Total. . .	1 500

O. HENRY (1859).

MONESTIER-DE-CLERMONT (ISÈRE).

Eau : un litre.

Acide carbonique libre et demi-combiné . . .	$0^{lit},982$
— tout à fait libre	0 492
Azote	0 024

Bi-carbonate de soude. . . . . $0^{gr},794$

— de chaux. . . . . $0\ \ 886$

— de magnésie. . . . . $0\ \ 547$

— de fer . . . . traces.

Silicate d'alumine. . . . . $0\ \ 033$

— de chaux . . . .⎫

— de soude. . . . .⎬ traces.

Chlorure de sodium. . . . . $0\ \ 050$

Sulfate de soude . . . . $0\ \ 333$

— de chaux. . . . . $0\ \ 015$

— de magnésie . . . . $0\ \ 016$

Total. . . . $2^{gr},674$

LEROY.

CHAPITRE VI.

DES MALADIES

QU'ON TRAITE PAR LES EAUX DE LA MOTTE.

De l'examen des principes salins contenus dans l'eau de la Motte et de l'exposé des divers modes balnéothérapiques usités dans cet établissement est résultée la preuve que cette eau minérale pouvait remplir les indications qui ressortent des médications *diurétique, purgative, altérante, résolutive, tonique, sédative, substitutive et sudorifique.* Par là, sont expliqués les heureux effets du traitement, par les eaux de la Motte, des maladies si nombreuses et si variées dont je vais donner un rapide aperçu.

Rhumatisme articulaire, musculaire, goutteux. — Les rhumatismes articulaire, musculaire et goutteux méritent, à plus d'un titre, la première place dans ce catalogue des infirmités humaines ; car, comme l'ont dit les auteurs du *Dictionnnaire des eaux minérales,* « la therma-lité est la première condition exigée dans le traitément du rhumatisme. »

L'action si puissamment résolutive des eaux de la Motte, leur haute température, la grande quantité de principes salins qu'elles contiennent et qui les rendent éminemment propres à toni-fier l'organisme et à provoquer une action dé-rivative à la peau et sur le tube digestif ; la présence de l'iode, du brome, des bi-carbonates alcalins et la douceur du climat justifient large-ment leur puissance médicatrice dans ces mala-dies.

Rhumatisme nerveux. — Quant au rhuma-tisme nerveux, on le traite aussi avec succès à la Motte, lorsqu'il y a en même temps atonie ou prédominance du système lymphatique. Dans les autres cas, il faut mitiger l'eau de la Motte pour la ramener à l'état d'eau saline faible, qui est, sans contredit, le genre d'eau thermale qui réussit le mieux dans le rhumatisme ner-veux.

Endocardite rhumatismale. — L'endocardite rhumatismale n'est pas une contre-indication à l'emploi des eaux de la Motte. L'expérience m'a démontré, et M. le professeur Charvet avait déjà fait la même remarque, que le traitement thermal guérissait ou modifiait heureusement les affections du cœur nées sous l'influence du rhumatisme.

« Il est à propos de remarquer, a dit M. le docteur Guérard (1), que toutes les formes de *rhumatismes* ne sont pas modifiées d'une manière également heureuse par les eaux de la Motte. Ces eaux conviennent principalement dans les cas de rhumatismes articulaires, alors même qu'ils ont donné lieu à des productions pathologiques. Les rhumatismes musculaires viennent en seconde ligne; et enfin, au dernier rang, se placent ceux dont le siége et les manifestations symptomatiques offrent une extrême variabilité et qu'on a qualifiés de vagues et nerveux. »

Goutte. — La goutte, si voisine du rhumatisme, si elle n'est pas un rhumatisme même, devait être et est heureusement traitée par l'eau

---

(1) *Rapport général sur le service médical des eaux minérales*, etc. Paris, 1858.

de la Motte. La composition de cette eau saline mixte chlorurée-sodique et sulfatée-calcique, comme l'ont dénommée MM. Pétrequin et Socquet, justifie hautement son emploi dans cette affection.

M. V. Bally avait déjà signalé ses vertus dans la goutte, et M. Durand-Fardel a écrit que (1) « *Carlsbad* (et par conséquent les eaux sulfatées) se rapporte à la goutte aiguë ou chronique, avec complication abdominale, torpeur du foie, de l'appareil digestif, hémorrhoïdes, état catharral des voies urinaires; *Wiesbaden* (ou les eaux chlorurées sodiques), à la goutte chronique et aux formes asthéniques de la goutte. » C'est principalement à cette dernière espèce que conviennent les eaux de la Motte.

Arthrites chroniques, Hydartroses chroniques, Coxalgies, Tumeurs blanches. — Dans ces maladies, qui ont presque toujours la même cause et que compliquent si souvent une débilitation générale et une prédominance fâcheuse du tempérament lymphatique, l'emploi des *eaux chlorurées sodiques fortes*, et par conséquent

_____

(1) *Traité thérapeutique des eaux minérales*, pag. 510. Paris.

celles de la Motte-les-Bains, sont formellement indiquées.

Ostéite, Spina ventosa, Nécrose, Carie, Mal de Pott, rachitisme, etc. — J'en dirai autant des diverses maladies des os. La plupart sont traitées avec succès à la Motte; mais, comme on le pense bien, de telles affections exigent ordinairement plusieurs saisons pour arriver à complète guérison.

L'état aigu et certaines complications, surtout du côté des voies respiratoires, contr'indiquent formellement l'usage des eaux de la Motte dans les maladies que je viens d'énumérer.

Scrofules et ses manifestations diverses. — Je ne puis entrer dans l'examen des formes si variées que revêt la *scrofule*. Mais je ferai remarquer que les heureuses conditions climatériques de la Motte, telles que altitude, insolation, absence d'humidité, etc.; que la qualité et la quantité des principes salins qui minéralisent l'eau thermale; que la proximité de la source ferrugineuse d'Oriol forment un ensemble de circonstances qui font des eaux de la

Motte la médication la plus héroïque qu'on puisse opposer à ce genre de maladie.

« Les eaux *chlorurées-sodiques* (1) répondent formellement à l'indication de la *scrofule*. Leur composition intime, bien plus que les propriétés excitantes et reconstituantes, dont elles font preuve en certains cas, leur crée en quelque sorte une action spéciale...... Toutes les fois qu'il s'agira de remédier à des affections scrofuleuses confirmées et profondes, et par conséquent empreintes du degré le moins contestable de constitutionnalité, c'est aux eaux fortement minéralisées par le chlorure de sodium qu'on devra recourir. »

Sciatique.— « La sciatique, dit M. le docteur Guérard, dont tous les praticiens connaissent la nature rebelle, est encore une des maladies que combattent avec le plus de succès les eaux de la Motte (2). »

M. Patissier l'avait également constaté dans son rapport à l'Académie de médecine, en 1854.

---

(1) *Dictionnaire général des eaux minérales*, t. 2, pag. 748.

(2) *Rapport général sur le service médical des eaux minérales*, etc., pag. 33. Paris, 1857.

Les sciatiques de nature rhumatismale sont celles à qui les eaux de la Motte conviennent le mieux; on les emploie surtout alors en douches à la température de 45° à 50°.

Névralgies faciales, intercostales, utérines, etc., *Gastralgie, Entéralgie, etc.* — Les eaux de la Motte n'ont pas moins d'efficacité dans les autres genres de névralgies, surtout dans celles qui sont de nature rhumatismale, scrofuleuse ou chlorotique. C'est dans ce dernier cas que l'usage des eaux d'Oriol devient un précieux adjuvant du traitement thermal.

Névropathie et Névroses (hysterie, hypocondrie, chorée, asthme, etc.). — La névropathie et les névroses en général trouvent souvent, dans les eaux de la Motte, un efficace remède; leur analogie de composition avec l'eau de mer suffisait pour le faire pressentir. Mais ici encore il faut tenir compte de la nature de l'affection; car c'est aux névroses dépendant d'un état chlorotique ou anémique, rhumatismal, scrofuleux, etc., que s'adressent principalement le traitement par les eaux de la Motte.

Congestions cérébrales, Hémiplégies, Ramol-

lissements du cerveau, Myélites, Paraplégies.—
La spécialité d'action des eaux chlorurées sodiques fortes, dans ces maladies, est un fait
trop généralement connu pour qu'il ne me suf-
fise pas de le rappeler ici. Les eaux de la Motte
ne sont contre-indiquées dans ces maladies que
lorsque l'hémorrhagie cérébrale est trop récente ou a une tendance évidente à se repro-
duire, et lorsque la myélite est à l'état aigu.

Paralysies idiopathiques, rhumatismales,
par intoxication métallique, par traumatisme,
par épuisement nerveux, etc., Paralysie pro-
gressive atrophique. — Les autres espèces de
paralysies cèdent bien plus facilement et plus
promptement encore au traitement thermal de
la Motte que celles qui sont la conséquence
d'une affection des centres nerveux.

J'en excepte pourtant la paralysie par épuisement nerveux et la paralysie progressive atrophique que j'ai vu souvent heureusement amen-
dées, mais jamais entièrement guéries.

Aménorrhée, Dysménorrhée.— « L'eau de la
Motte, écrivais-je, jouit de la propriété de rappeler la menstruation lorsqu'elle est supprimée,
comme de la régulariser si elle est irrégulière,

insuffisante ou trop abondante, et de la rendre indolore si elle était douloureuse (1).

L'iode, le brôme, le fer, le manganèse, etc., contenus dans cette eau, et ses vertus toniques, excitantes même, ne sauraient laisser de doute sur leur puissance médicatrice dans ces affections.

Chlorose et anémie. — Cette même action tonique et reconstituante, celle du chlorure de sodium qui augmente le nombre des globules sanguins, la situation du pays et ses heureuses conditions climatériques, ainsi que l'usage facile de l'eau ferrugineuse d'Oriol, rendent compte des bons effets du traitement thermal dans la chlorose et l'anémie.

Maladies de l'utérus, Engorgement, Granulations, Érosions, Ulcérations, etc.— « Les maladies de l'utérus (2) que j'ai eu le plus souvent occasion d'observer à la Motte sont celles qu'on désigne sous le nom d'engorgement……. Il est, dans la grande majorité des cas, accompagné

---

(1) *Études cliniques*, etc., pag. 102.
(2) *Annales de la Société d'hydrologie médicale de Paris*, t. 1, pag. 91 et suiv.

d'épaississement de la muqueuse sur laquelle existent souvent des érosions, des granulations ou des ulcérations. Enfin, j'ai presque toujours rencontré, en outre, un flux leucorrhéique et très fréquemment une·flexion ou une déviation de l'organe. »

« Les eaux de la Motte peuvent guérir la plupart de ces états pathologiques connus sous le nom d'engorgements utérins, qu'ils soient avec ou sans granulations, avec ou sans ulcérations. »

« Le traitement se décompose en local et général. »

« Dans le traitement local, les eaux de la Motte agissent par leur température et leur action tonique, astrictive et cicatrisante. »

« Dans le traitement général, on met en jeu, suivant les cas, leur action sudorifique, fondante, purgative et altérante. »

Corps fibreux de l'utérus. — Quant aux corps fibreux de la matrice, les eaux de la Motte les arrêtent bien souvent dans leur développement, mais sont impuissantes pour les résoudre.

Tumeurs ovariennes et péri-utérines. — Il n'en est pas de même de certaines tumeurs

ovariennes avec empâtement des tissus voisins,
ni de certaines tumeurs péri-utérines, dont les
eaux de la Motte ont ordinairement assez facilement raison. A l'usage des bains et des douches,
je joins, dans ces cas, l'eau minérale en lave-
ments.

Leucorrhée. — Cette affection, qui est bien
rarement essentielle, guérit ordinairement avec
la maladie qui lui avait donné naissance. Je ne
puis entrer dans des détails; mais on comprendra que l'eau de la Motte doit lui être souvent
applicable.

Stérilité. — Lorsqu'elle est due à une des
maladies que guérissent les eaux de la Motte,
elle disparaît aussi, comme bien on le pense;
c'est, du reste, ce qui a lieu près de toutes les
sources.

Prostatite chronique, Spermatorrhée. — « Il
est peu d'agents aussi efficaces que ces eaux
contre la tuméfaction de la *prostate*, généralement inaccessible à l'action des médica-
ments (1). »

_____

(1) *Eaux thermales de la Motte*, par V. Bally, pag. 66. Paris
1844.

J'en dirai autant de la spermatorrhée, qui réclame surtout une médication *reconstituante*.

Gastro-entérite chronique, *Hépatite chronique*, *Catarrhe vésical*, *Catarrhe des bronches, etc.*— « Tous les médecins qui se sont occupés des sources de la Motte, *Nicolas*, *Billerey*, *Bilon*, etc., ont parlé des avantages qu'on en retirait dans les faiblesses d'estomac, contre les flatuosités, les troubles de la digestion, la paresse des premières voies, les catarrhes bronchiques, ceux de la vessie (1). » Dorgeval-Dubouchet, dans son *Guide du baigneur*, page 63, leur accordait même une vertu égale à celle des eaux de Vichy dans ces maladies. On sait, d'ailleurs, que les *eaux chlorurées-sodiques-fortes* (2) « activent la sécrétion urinaire et sont laxatives...... Elles accélèrent la circulation, stimulent la membrane muqueuse gastro-intestinale, impriment une plus grande activité à la sécrétion du *foie* et du *pancréas*. » Dans le catarrhe bronchique, on emploie surtout avec succès la salle d'aspiration, et, dans les mala-

---

(1) V. BALLY. Loc. cit., pag 66.

(2) *Annuaire des eaux thermales de la France*, 11e partie, pag. 367.

dies du tube digestif et dans l'hépatite chronique, je joins l'usage de l'eau bi-carbonatée. mixte du Monestier-de-Clermont.

Fièvre intermittente et ses suites (splénocèle, état cachectique, etc.). — Les eaux de la Motte guérissent la fièvre intermittente et ses suites. « Trois agents principaux, dit M. V. Bally (1), contribuent à l'extinction de la périodicité : l'éloignement du sol où la maladie a été contractée, l'influence de la localité nouvelle qu'on vient habiter, enfin celle d'une boisson éminemment diurétique. » Le *splénocèle* et l'état cachectique sont combattus heureusement par les médications reconstituante et résolutive.

Tumeurs. — Les tumeurs du sein, les tumeurs abdominales épiploïques ou mésentériques, la thyroïdite chronique, en un mot, les tumeurs en général trouvent un efficace moyen de traitement dans les modes variés de balnéothéraphie usités à la Motte et dans les propriétés fondantes, résolutives et toniques de ses eaux.

Atrophie, Contractures, Fausses-ankyloses,

---

(1) V. BALLY. Loc. cit., pag. 68.

Suites d'entorse, de fracture, de luxation, etc. — Les eaux les plus thermales et les plus minéralisées, et par conséquent les eaux de la Motte, sont les eaux les mieux appropriées à ces diverses maladies.

Atonie générale ou partielle, Déviation de la taille. La faiblesse, qu'elle soit innée ou acquise, les déviations de la taille qui en sont souvent la conséquence, trouvent, dans les eaux de la Motte, un puissant moyen de traitement; elles ont même, sur l'eau de mer, l'avantage de n'être pas contre-indiquées par un état trop avancé de la maladie.

Plaies et ulcères. — Les plaies anciennes, qu'elles soient la suite de blessures par arme à feu ou autres, qu'elles soient de nature scrofuleuse ou variqueuse, sont ordinairement traitées avec plein succès à la Motte. Cette eau a une telle influence, qu'elle cicatrise souvent, comme je l'ai dit, les exutoires malgré tous les efforts pour les maintenir.

Maladies syphilitiques. — Les eaux de la Motte ne guérissent pas de la syphilis, sans doute, mais elles réveillent souvent des manifestations *secondaires ou tertiaires* sur des baigneurs chez qui la maladie existait à l'état latent, ce qu'un malade m'exprimait un jour en ces termes : « *Vos eaux me font faire mon examen de conscience.* » Sous leur influence, les personnes devenues rebelles à l'action spécifique des préparations mercurielles peuvent les reprendre sans redouter le *ptyalisme*, et le plus souvent, alors, il suffit de faibles doses de ce médicament pour amener une guérison prompte et entière. A cette action commune à la plupart des eaux thermales, et signalée déjà par Bordeu, l'eau de la Motte, qui est iodo-bromurée, joint une action altérante bien favorable dans cette maladie.

Maladies de la peau. — D'après Dorgeval-Dubouchet et MM. Pétrequin et Socquet, les eaux de la Motte seraient généralement applicables au traitement des *dermatoses*, et ce serait, suivant ces derniers, au *sulfate de chaux* qu'elles devraient cette propriété. Je ne saurais me prononcer sur ce point; mais j'ai écrit, et l'expérience me l'a souvent démontré, que « les eaux de la Motte sont utiles : 1° dans les maladies de la peau qui sont la conséquence d'une débilité ou d'une affection lymphatique, comme dans la *teigne* vraie, l'*éléphantiasis* des Arabes ; 2º dans celles qui, comme la dartre rongeante, tiennent souvent au vice scrofuleux ; 3º dans ces affections cutanées, si variées dans leurs formes et qu'on connaît sous le nom de *syphilides ;* 4º enfin, dans celles qui, alternant avec la goutte ou le rhumatisme, paraissent en être l'écho (1). »

Il est encore bien des maladies que j'ai quelquefois traitées avec succès par les eaux de la Motte, comme l'*albuminurie*, le *diabète*, les *calculs biliaires*, la *phlegmasie blanche*, etc.

Mais j'ai dû me borner à l'énumération rapide des affections qu'on traite le plus habituellement à la Motte et aux indications bien sommaires que j'ai données sur chaque groupe de maladies, sur leur traitement thermal et sur les circonstances qui, pour chacun d'eux, justifient ou contre-indiquent l'usage de nos sources. Les développements que comporterait un sujet aussi étendu ne peuvent entrer dans le cadre restreint que je me suis tracé ; c'est, d'ailleurs, un travail que je réserve pour mes *Études cliniques*, dont je me propose de poursuivre bientôt la publication.

---

(1) *Essai thérapeutique et clinique,* pag. 24. Grenoble, 1842.

Je pense, néanmoins, que les renseignements que je viens de donner suffiront, tout incomplets qu'ils sont, pour faire voir quels malades on doit envoyer à la Motte.

Contre-indications.— Il faudrait, pour traiter à fond des contre-indications, revenir sur chaque maladie, sur leur cause, leur état plus ou moins chronique, sur leurs complications, sur le tempérament, l'âge du malade, etc., etc., entrer par conséquent dans des détails qui ne sauraient trouver place dans un pareil écrit. Je dirai seulement que les eaux de la Motte, comme les chlorurées-sodiques d'ailleurs, sont en général contre-indiquées dans les maladies aiguës, les affections organiques du cœur, les anévrismes, les cancers confirmés, les hémorrhagies actives, la phthisie pulmonaire, l'hydropisie générale et la plupart des maladies de la peau.

CHAPITRE VII.

EFFETS DES EAUX

PENDANT ET APRÈS LE TRAITEMENT.

De la diurèse, des effets purgatifs, de fortes transpirations, tels sont les phénomènes le plus souvent provoqués par l'usage des eaux de la Motte; souvent encore la guérison a lieu sans crise appréciable.

Chez les personnes pléthoriques, et surtout chez les rhumatisants et les goutteux, les urines déposent en abondance de la poussière couleur de brique. Cette élimination de l'acide urique et de ses composés coïncide ordinairement avec une amélioration marquée.

Les douleurs deviennent souvent plus vives au début; souvent encore (et surtout les douleurs rhumatismales) elles changent fréquemment de siége. Cette grande mobilité annonce presque toujours une guérison prochaine.

Les malades qui ont fait un traitement par les douches chaudes et le *maillot* voient quelquefois, après leur départ des eaux, des sueurs revenir chaque matin à l'heure habituelle de leur douche, et quelquefois se déclarer une éruption milliaire. Ces phénomènes critiques doivent être respectés, car ils contribuent à parfaire la guérison.

Fièvre thermale. — Cette fièvre peut être le résultat de moyens balnéothérapiques nullement en rapport avec la maladie et l'idiosyncrasie du sujet : elle est alors fâcheuse, je l'appellerai *illégitime.*

Elle est d'autres fois due à l'action médicamenteuse d'un traitement rationnel qui fait passer une maladie radicalement chronique à un état sub-aigu favorable à la résolution de l'affection traitée : elle est alors *légitime.*

Un peu de chaleur à la peau, un pouls plein et un peu accéléré, mais pourtant régulier, de la soif et de l'inappétence, tels sont les symptômes ordinaires de celle que j'ai appelée *légitime.* De l'agitation ou de l'abattement, de la céphalalgie et une chaleur plus mordicante caractérisent ordinairement celle qui a été intempestivement provoquée.

Cette fièvre est, d'ailleurs, assez rare à la

Motte, et se montre surtout les premiers jours du traitement.

Poussée. — Plus rare encore est la *poussée (psydracia thermalis)*; elle revêt le plus habituellement la forme de la *milliaire*, de l'*urticaire* ou de plaques *scarlatinoïdes*. Ce phénomène est le plus souvent favorable, et on doit éviter tout ce qui pourrait le contrarier. C'est ordinairement vers la fin du traitement qu'elle apparaît.

Époque favorable pour le traitement. — A la Motte, la saison des eaux s'ouvre le 1er juin et finit vers le milieu de septembre. Les conditions climatériques n'offrent pas, comme on l'a vu, des différences notables pendant ce laps de temps. Le baigneur peut donc choisir le moment qui lui conviendra; cependant il vaut en général mieux suivre son traitement de bonne heure, afin de ne pas se trouver exposé peu de temps après à des jours pluvieux ou froids.

Cure. — La routine et l'aveugle empirisme ont limité auprès des sources thermales le nombre de jours que doit durer un traitement. Rien n'est plus absurde; car cette durée doit varier suivant la maladie, son ancienneté, ses complications, suivant l'âge, le tempérament, etc., etc. Ainsi, une *sciatique*, un *lumbago*, récents et sans complications, pourront guérir en huit jours; il faudra plusieurs cures la même année et souvent plusieurs années pour guérir une affection scrofuleuse, une tumeur blanche, etc. C'est, en définitive, au médecin qu'il appartient de décider quel traitement convient au malade et pendant combien de temps il devra le suivre.

Les mêmes réflexions s'appliquent encore, soit aux précautions à prendre avant l'usage des eaux, soit à celles que le baigneur devra observer après le traitement thermo-minéral.

Eau minérale transportée. — Le long espace de temps qui s'écoule d'une saison à l'autre rend souvent bien nécessaire l'usage à domicile de l'eau minérale qui a soulagé ou guéri, soit pour maintenir l'amélioration obtenue, soit pour empêcher le retour d'un mal disparu.

Les eaux de la Motte, ne contenant que des principes fixes et ne perdant par conséquent rien de leurs qualités par le transport dans des vases clos, offrent, sous ce rapport, de bien grands avantages. Aussi en faisait-on jadis, suivant Tissot et Nicolas, un fréquent usage, soit en France, soit à l'étranger. Il n'a fallu rien moins que les grands événements éclos au souffle de la révolution française pour faire tomber ces eaux dans l'oubli; ces eaux, dont l'illustre Tissot (1), au rapport du colonel Barral, disait « qu'il ne connaissait qu'elles qui fussent propres à guérir un grand nombre de maladies, et qui eussent la propriété de pouvoir être transportées sans perdre de leurs vertus médicales. »

Nicolas a écrit aussi : « Ces eaux ne perdent que leur chaleur par le transport, bien différentes en cela des eaux ferrugineuses..... Mais celles de la Motte sont, à deux cents lieues, ce qu'elles étaient à la source : cette considération les rend bien recommandables pour les personnes qui mènent une vie oisive, vivent dans la bonne chère et les plaisirs. Ces personnes devraient tous les ans les boire de la manière prescrite ci-dessus.... (2). » Je partage l'opinion de Nicolas, et je sais, par expérience,

---

(1) *Manuel à l'usage des personnes qui vont aux eaux de la Motte*, par P. B. Grenoble, 1815.

(2) *Précis*, etc., loc. cit. 1780.

que les rhumatisants, les goutteux, les malades
atteints d'affections du foie, des reins ou des
viscères du bas-ventre, se trouvent bien d'en
boire tous les deux ou trois mois pendant huit
à dix jours le matin à jeun. La dose est d'un
litre environ par jour.

L'eau de la Motte, en boisson, a une action
vraiment spéciale dans ces affections du cerveau
devenues si fréquentes et sur lesquelles le docteur Teissier, de Lyon, avait naguères appelé
l'attention, affections nées le plus souvent sous
l'influence de vives agitations morales et de l'a-
bus du tabac, dit-on. Est-ce à l'arsenic, aux
chlorures ou à l'ensemble des sels qui la minéralisent que l'eau de la Motte doit cette propriété thérapeutique? Je ne saurais le dire;
mais je sais que sous son influence, on voit se
dissiper cet état de torpeur progressive qui ca-
ractérise si bien l'affection dont je parle. Cette
action spéciale sur le système nerveux est si
marquée, que les paralytiques sont quelquefois
forcés de suspendre le traitement thermal, tant
sont violents les soubresauts que provoque, dans
les muscles paralysés, l'usage un peu prolongé
de l'eau minérale en bain et en boisson. Plusieurs ont comparé ces contractions musculaires

à celles produites par l'électricité ou par les strychnées dont ils avaient jadis usé.

Je ne pousserai pas plus loin cette énumération des cas où l'eau de la Motte peut être utilisée en-dehors de la saison thermale. C'est aux médecins à spécifier l'époque et le mode de leur emploi; car cette eau est un remède qui mérite d'être surveillé.

CHAPITRE VIII.

HYGIÈNE DU BAIGNEUR.

Si le changement de lieu et d'habitudes, si la distraction et l'oubli momentané des passions qui ont agité l'âme, des affaires qui ont tourmenté l'esprit sont des conditions capables déjà de modifier heureusement l'état d'un malade, il est encore des précautions hygiéniques qu'il doit connaître et observer, car elles contribueront aussi à sa guérison.

Vêtements. — Qu'il vienne d'un pays plus chaud ou plus froid que la Motte, le baigneur fera sagement d'apporter des vêtements de laine, soit pour les prendre les jours de pluie, soit pour les porter habituellement s'il doit favoriser le fonctionnement de la peau. Il est, du reste, tant de maladies où leur usage est utile, et si peu où il est indifférent, que je ne crains pas d'ériger son emploi en règle générale.

Aliments. — La nourriture doit varier, soit

dans sa composition, soit dans sa quantité, suivant l'âge, le sexe, le tempérament, la ma-die, l'état des voies digestives de chaque bai-gneur et suivant bien d'autres circonstances que je ne puis spécifier ici. Mais je puis dire qu'en général le traitement thermal et l'air vif et pur de nos montagnes, en augmentant l'activité de toutes les fonctions de l'économie, rendent nécessaire une alimentation substantielle et abondante.

Boissons. — Le choix des boissons a souvent une grande importance. Il faudra à celui-ci des boissons acidules, à celui-là douces et mucilagineuses ; l'un pourra user de café, de bière même ; l'autre devra à peine s'humecter la bouche avec un peu d'eau ou une infusion légère, etc. On se rappellera que, pour les boissons comme pour les aliments, on doit tenir compte des habitudes antérieures et surtout éviter l'excès.

Exercice et Sommeil. — L'enfant et l'adulte, ce dernier et le vieillard ne sauraient être astreints à la même règle, soit pour l'exercice, soit pour la durée du repos au lit. La diversité des maladies amène aussi des différences sous ce rapport. Aux uns il faut le soleil, aux autres l'ombre convient mieux; celui-ci pourra se livrer en toute liberté au plaisir de la danse ou des longues promenades, l'autre devra éviter tout exercice violent et chercher, dans la causerie, le jeu ou la lecture, des moyens de distraction.

La conséquence de ce court exposé des soins hygiéniques qui incombent au baignenr, c'est qu'il fera sagement de se renseigner auprès de son médecin sur tous ces petits détails qui, je le dis hautement, sont d'un puissant secours pour le bon effet du traitement.

INDICATIONS UTILES AU BAIGNEUR.

Le baigneur qui se rend à un établissement n'a pas seulement besoin de savoir que les eaux qu'il va prendre doivent le soulager ou le guérir, il désire connaître d'avance le genre de vie qu'on y mène et les moyens de distraction qu'il pourra y rencontrer.

L'établissement tout entier de la Motte se trouvant réuni, pour ainsi dire, sous le même toit (l'Hôtel du Bois excepté), le baigneur trouvera toujours et tout de suite un logement qu'il choisira, suivant ses goûts, parmi ceux qu'une personne empressée lui montrera. Le prix de chaque appartement affiché à l'intérieur, en le

fixant sur la dépense qu'il va s'imposer, évitera
au malade ces demandes exagérées auxquelles
l'affluence des baigneurs fait, à d'autres eaux',
monter le prix des chambres.

Deux tables d'hôte de prix différents et un
service à toute heure et à tout prix permettent
à chacun de vivre suivant ses goûts, ses ressources et ses habitudes.

Un vaste salon auquel est annexé un cabinet
de lecture devient, pour une bien modique ré-
tribution, le rendez-vous de la plupart des baigneurs. On n'y trouvera pas, il est vrai, les
émotions poignantes de la *roulette* et du *trente
et quarante;* mais la musique, la causerie, la
danse et les jeux licites feront rapidement
écouler, au milieu de tranquilles plaisirs, les
heures de soirée.

Le jeu de boules, le billard et les promenades
que je vais simplement indiquer occuperont les
moments que ne réclamera pas le traitement.

Parc. — Ceux qui ne jouissent pas d'une
grande facilité de locomotion, et ils sont nombreux à la Motte, auront, pour se promener,
un parc de plus de dix hectares qui leur dis-
pensera à volonté l'ombre et le soleil.

Mine d'or. — Séparée seulement de ce parc par le torrent de Vaulx, la mine d'or offre l'aspect animé des *placers* de la Californie et le spectacle de nos rudes montagnards lavant à grandes eaux le sable aurifère.

Mines d'anthracite. — La plus voisine de l'établissement et la plus importante est celle de la Motte d'Aveillans ; ses galeries desservies par des chemins de fer, ses noirs habitants, les empreintes végétales qui y abondent satisferont à la fois le curieux et le savant. Cette course, qui demande environ une heure et demie de marche (aller et retour), peut se faire à pied, à cheval ou en voiture.

Pierre percée. — Ce monolithe, espèce d'arc de triomphe naturel, est placé au sommet de la montagne de Pierre-Châtel et à une demi-heure de chemin des mines d'anthracite dont je viens de parler. De ce lieu, on domine la plaine de la Mateysine et ses quatre lacs. On n'y peut arriver qu'à pied ou à cheval.

Marcieu. — Pittoresque village situé à cinq kilomètres de la Motte. Un des membres de la célèbre famille des Ainard en prit le nom et devint la souche de la famille de Marcieu. Le

chemin, facile et bien ombragé dans sa première
moitié, cotoie ensuite les bords escarpés du Drac,
qui coule à une profondeur de cinq à six cents
pieds.

Mayres.— En suivant toujours le même chemin, et après une heure de marche environ,
on arrive au village de Mayres, où l'on trouve
une source thermale (32° c.) et saline qui est
inexploitée.

Les sources thermales. — C'est le but de promenade le plus recherché, chacun veut voir et
toucher cette eau si chaude sur les vertus de
laquelle il a fondé l'espoir de sa guérison. Le
chemin, ou plutôt le sentier, est des plus abrup-
tes ; mais on est amplement dédommagé par les
émotions grandioses que fait naître la vue de ce
gouffre vraiment *stygien* qui sert de lit au Drac,
de la cascade imposante dont j'ai parlé déjà et
de cette eau limpide et bouillante jaillissant du
rocher et dégageant de légers nuages de vapeurs.

Mont Senèpe et mine de mercure. — Cette
montagne, qui a dix-sept cent trente-huit mètres à son point culminant, est couverte de
prairies, de bois taillis et de forêts de sapins.

Sa *flore* est des plus variées. L'ascension en est facile, et la vue dont on jouit lorsqu'on a touché le sommet est vraiment splendide. On peut ensuite gagner le territoire de *Saint-Arey* et de *Prunières*, où se trouve une mine de *sulfure de mercure* aujourd'hui abandonnée.

Monteynard. — Outre le village où l'on voit encore les ruines de l'ancienne demeure des *Monteynard*, il y a à explorer aussi la montagne qui le domine et qui porte le même nom ; elle a dix-sept cents mètres d'élévation. Pendant l'été, de nombreux troupeaux y trouvent de riches et gras pâturages. De son sommet, la vue embrasse encore de plus vastes espaces que du mont Senèpe.

Laffrey et son lac, Lac Mort, Lac de Petit-chet, Lac de Pierre-Châtel. — Cette course est une des plus intéressantes ; elle présente à voir successivement : le grand lac qui étend ses eaux transparentes jusqu'au pied des maisons ; le lac *Mort*, situé un peu plus haut, et tout à côté de ce lac, le *Point-de-Vue* d'où, comme son nom l'indique, l'œil embrasse un vaste horizon et découvre Vizille et son château, les vallées de la Romanche, du Drac et de l'Isère,

la ville de Voiron, etc. , et une pléïade de montagnes de hauteurs et de formes variées ; enfin,
dans le village de Laffrey est une inscription
qui rappelle un des plus saisissants épisodes du
retour de Napoléon ; elle porte : « *Soldats, je
suis votre empereur, ne me reconnaissez-vous
pas ? S'il en est un parmi vous qui veuille tuer
son général, me voilà !*

En suivant la route impériale de la Mure, on
rencontre ensuite le lac de Petitchet et celui de
Pierre-Châtel. Arrivé dans ce dernier village,
le touriste trouve un chemin qui le ramène
directement à la Motte.

La Mure. — Capitale de la Mateysine, cette
ville où l'on chercherait en vain quelque mo-
nument, se recommande pourtant au voyageur
par ses souvenirs historiques et par ses marbres.

Vizille et Uriage. — Il est encore bien d'autres courses à faire, telles que celle de Vizille,
où l'on admire ce château vraiment royal qui
rappelle le souvenir du connétable de Lesdi-
guières et celui de l'assemblée des notables en
1789 ; et celle d'Uriage devenu, sous l'impulsion de M. de Saint-Ferriol et du docteur Gerdy,
qui en est l'inspecteur, un des établissements

les plus fréquentés d'Europe. L'abondance et la richesse de composition de ses eaux minérales ont, à juste titre, mérité la vogue dont jouit cette station thermale.

Le Monestier-de-Clermont, la Fontaine-Ardente, le Mont-Aiguille. — Enfin, le Monestier-de-Clermont et ses sources minérales, la *Fontaine-Ardente*, le Mont-Aiguille etc., ne seront pas des buts de promenade moins intéressants.

Je n'ai pas besoin de dire qu'on trouvera à la Motte guides, voitures, chevaux, etc., pour ces diverses courses.

DES TARIFS.

Le prix de chaque chose est indiqué par des tarifs affichés dans l'Établissement. On n'a à redouter ainsi ni contestations, ni abus.

VOIES DE COMMUNICATION.

Les chemins de fer du Dauphiné, reliés à celui de Paris à Lyon et à la Méditerranée, amènent les voyageurs de tous les points de la France à Grenoble. Là, des voitures dont le départ correspond avec l'arrivée des trains du chemin de fer conduiront les baigneurs en quatre ou cinq heures jusqu'à l'établissement de la Motte-les-Bains.

TABLE.

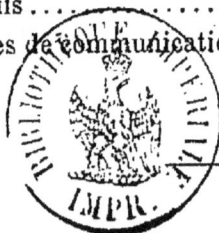